CORPO SAUDÁVEL, MENTE SAUDÁVEL

Como Uma Dieta Balanceada Pode Melhorar Sua Saúde Mental

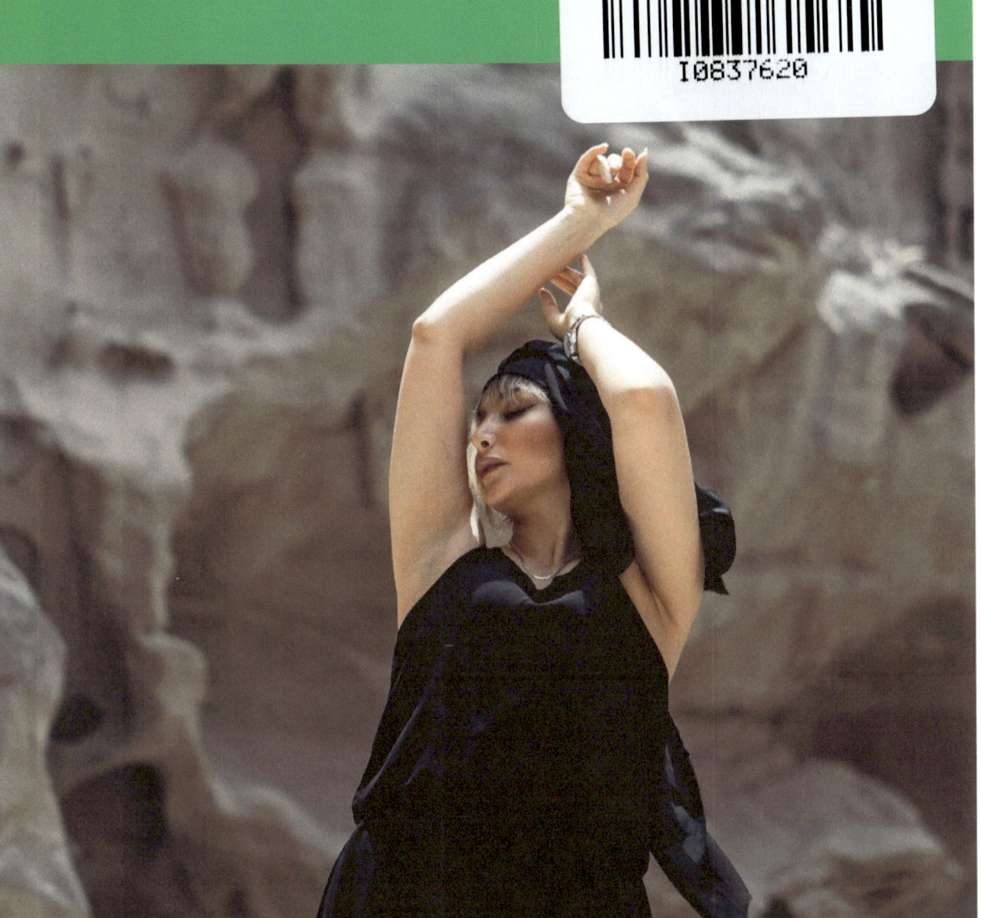

GUIA PRÁTICO PARA UM CORPO SAUDÁVEL E MENTE SAUDÁVEL

ARNALDO S V

A Importância da Alimentação Para a Saúde Mental

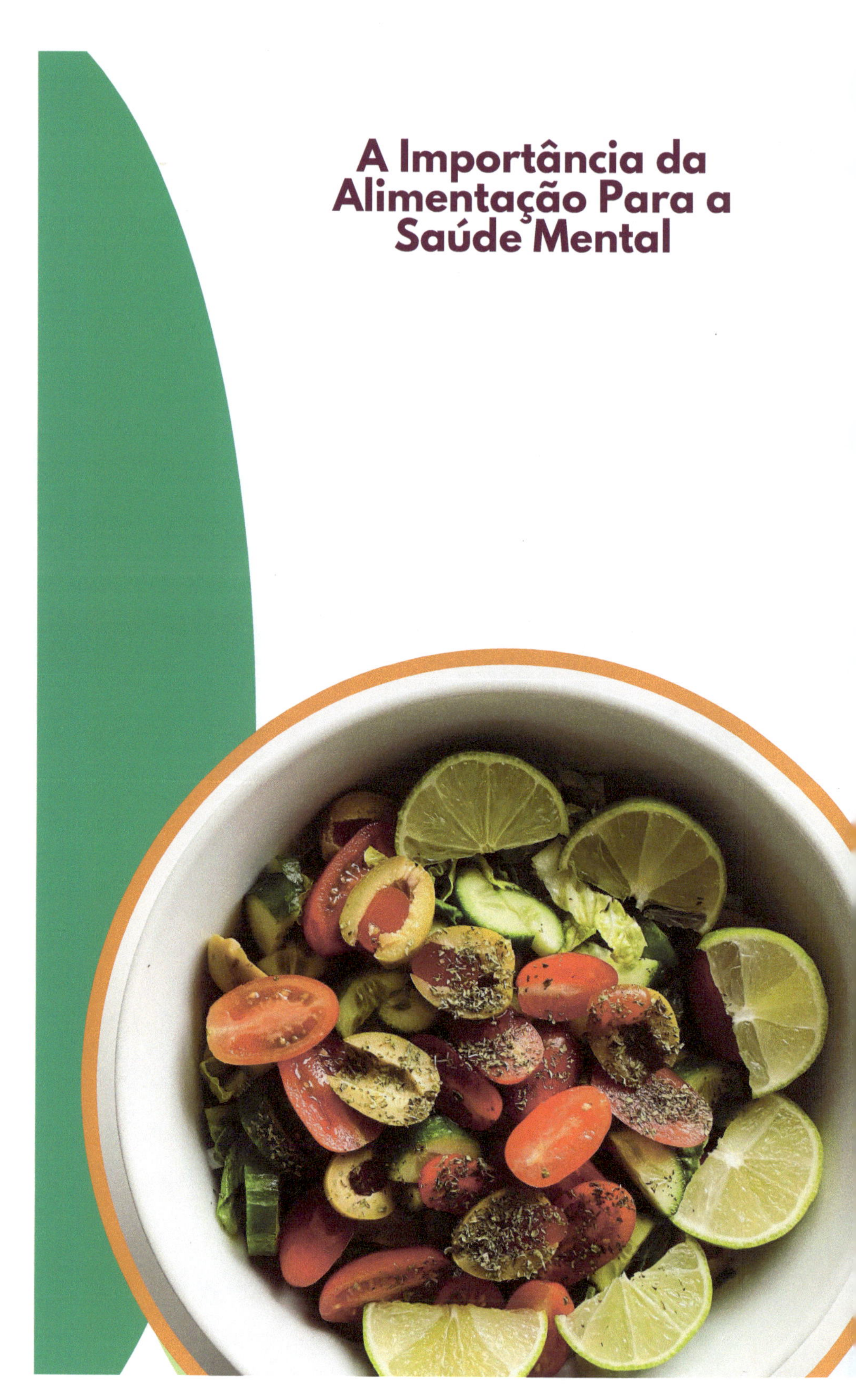

- **Introdução:**

A conexão entre alimentação e saúde mental tem sido objeto de estudo de diversos pesquisadores ao redor do mundo. Enquanto muitas pessoas estão cientes de que uma dieta saudável é importante para a saúde física, ainda é comum subestimar o impacto que uma alimentação equilibrada pode ter na saúde mental. Estudos recentes têm demonstrado que uma dieta rica em nutrientes e balanceada pode ajudar a prevenir e até mesmo tratar diversos transtornos mentais, como a depressão, a ansiedade e o estresse.

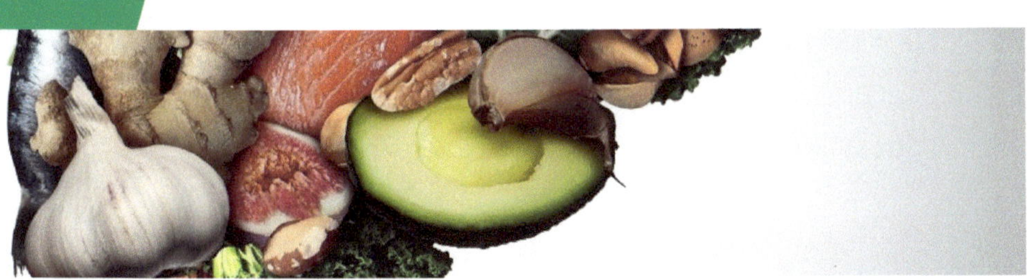

Neste Ebook, vamos explorar como uma dieta balanceada pode melhorar a saúde mental, quais são os alimentos que ajudam a promover o bem-estar psicológico, bem como aqueles que devem ser evitados ou consumidos com moderação. Além disso, vamos apresentar dicas práticas para planejar refeições saudáveis e saborosas e como incorporar uma alimentação saudável em diferentes fases da vida.

Com este trabalho, esperamos conscientizar as pessoas sobre a importância de uma alimentação saudável para a saúde mental e fornecer informações úteis para que possam começar a adotar hábitos alimentares mais saudáveis e equilibrados em suas vidas. Afinal, uma dieta balanceada não é apenas essencial para a saúde do corpo, mas também para a saúde da mente.

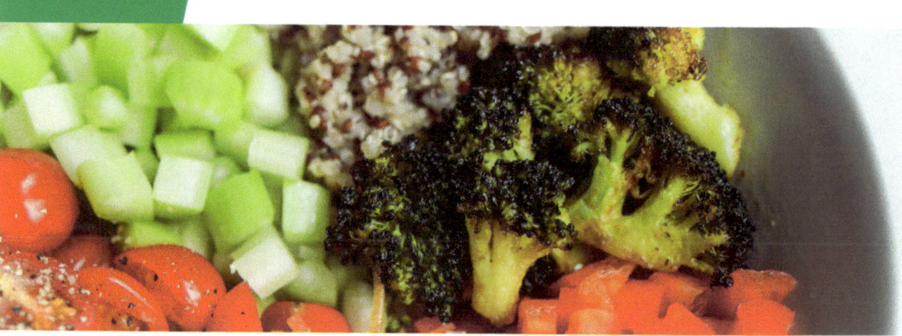

Capítulo 1:
A conexão entre a alimentação e a saúde mental

O cérebro é um órgão complexo e vital que requer uma ampla variedade de nutrientes para funcionar adequadamente. A alimentação é uma fonte importante de nutrientes, e uma dieta desequilibrada pode afetar negativamente a função cerebral e a saúde mental. A seguir, vamos discutir como os nutrientes afetam o cérebro e como uma dieta balanceada pode ajudar a manter a saúde mental.

Nutrientes e o cérebro

O cérebro é um dos órgãos que mais consome energia no corpo, representando cerca de 20% do gasto energético total. Para produzir a energia necessária para seu funcionamento, o cérebro depende principalmente da glicose, um açúcar simples encontrado em carboidratos. Além disso, o cérebro requer uma variedade de nutrientes, incluindo proteínas, vitaminas e minerais.

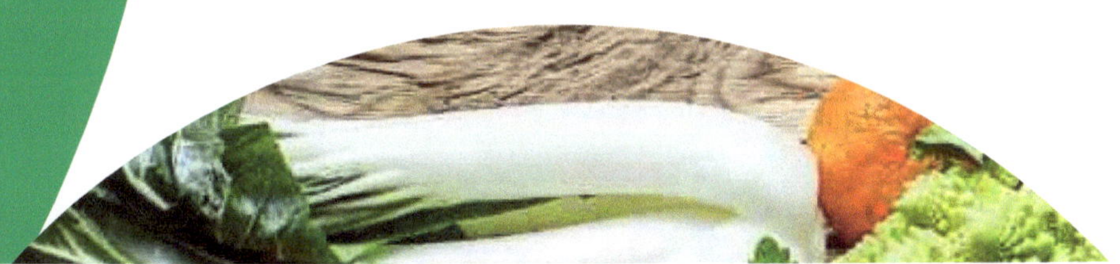

As proteínas são importantes para a produção de neurotransmissores, substâncias químicas que transmitem sinais entre os neurônios. Os neurotransmissores são essenciais para o funcionamento adequado do cérebro e estão envolvidos em processos como aprendizado, memória e humor. Algumas vitaminas e minerais, como as vitaminas B e o ferro, também são importantes para a produção de neurotransmissores.

Além disso, muitos nutrientes têm propriedades antioxidantes, o que significa que eles ajudam a proteger as células cerebrais contra danos oxidativos. O estresse oxidativo tem sido implicado no desenvolvimento de diversos transtornos mentais, incluindo a depressão e a ansiedade.

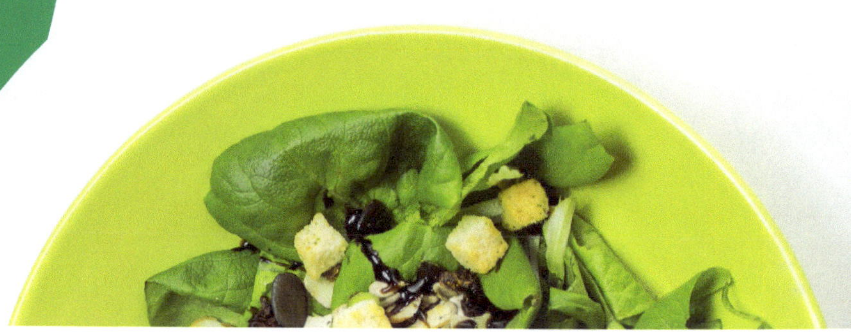

A importância de uma alimentação balanceada

Uma dieta balanceada é aquela que fornece todos os nutrientes necessários em quantidades adequadas. Uma dieta desequilibrada, por outro lado, pode levar a deficiências nutricionais que afetam negativamente o cérebro e a saúde mental.

Por exemplo, a deficiência de ferro pode levar a uma diminuição na produção de neurotransmissores, o que pode contribuir para a depressão e a ansiedade. A deficiência de vitamina B12 também pode afetar a produção de neurotransmissores e está associada a sintomas como fadiga e depressão.

Além disso, uma dieta rica em açúcar e gorduras saturadas pode levar a inflamação no corpo e no cérebro, o que tem sido associado a transtornos mentais como a depressão e o estresse.

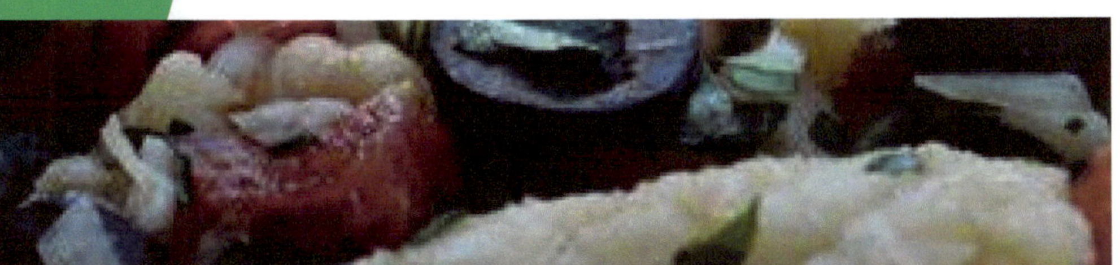

Por outro lado, uma dieta rica em nutrientes pode ajudar a prevenir e tratar diversos transtornos mentais. Por exemplo, estudos têm demonstrado que uma dieta mediterrânea, que é rica em frutas, legumes, peixes, nozes e azeite, pode reduzir o risco de depressão e melhorar o humor.

Em resumo, uma dieta balanceada é essencial para a saúde mental, uma vez que os nutrientes presentes nos alimentos afetam o cérebro e a função cognitiva

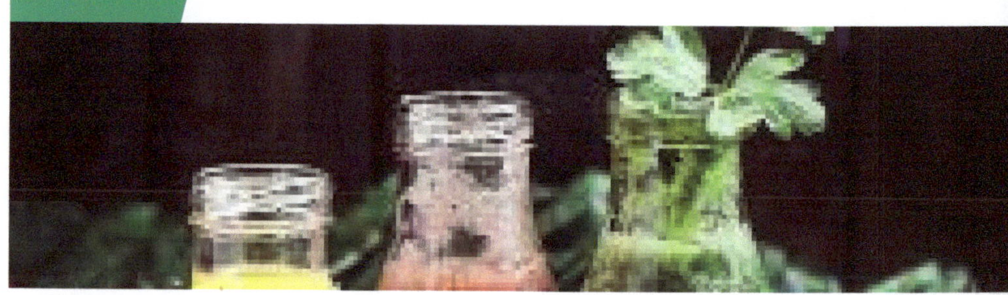

Capítulo 2:
Alimentos que melhoram a saúde mental

A alimentação é uma das formas mais poderosas de influenciar a saúde mental. Alguns alimentos e nutrientes são especialmente benéficos para o cérebro e podem ajudar a melhorar o humor, reduzir o estresse e aumentar a capacidade de concentração. A seguir, vamos listar alguns alimentos e nutrientes que podem ser úteis para a saúde mental.

Alimentos ricos em ômega-3

Os ácidos graxos ômega-3 são gorduras essenciais que o corpo não pode produzir e, portanto, devem ser obtidos pela alimentação. Eles são importantes para a saúde do cérebro e estão envolvidos na produção de neurotransmissores. Alguns alimentos ricos em ômega-3 incluem peixes gordurosos como salmão, sardinha e atum, além de sementes de linhaça e chia.

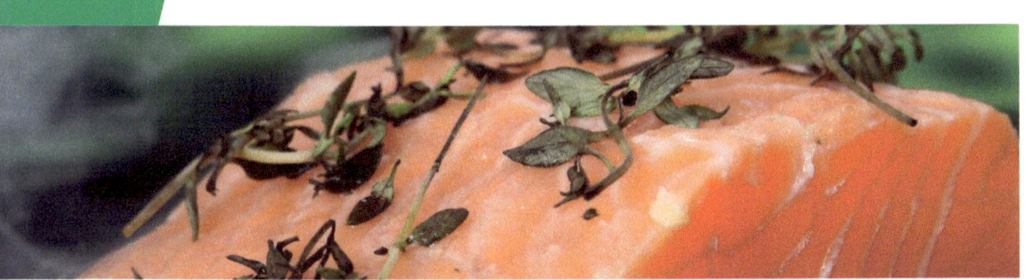

Estudos têm demonstrado que uma dieta rica em ômega-3 pode reduzir o risco de depressão e melhorar o humor em pessoas que já sofrem com a doença. Além disso, o ômega-3 também pode ajudar a melhorar a memória e a concentração.

Alimentos ricos em triptofano

O triptofano é um aminoácido que é convertido em serotonina, um neurotransmissor que regula o humor e ajuda a promover o sono. Alguns alimentos ricos em triptofano incluem peru, frango, ovos, leite e nozes.

Estudos têm demonstrado que uma dieta rica em triptofano pode ajudar a melhorar o humor em pessoas com depressão e ansiedade. Além disso, o triptofano também pode ajudar a reduzir o estresse e a ansiedade.

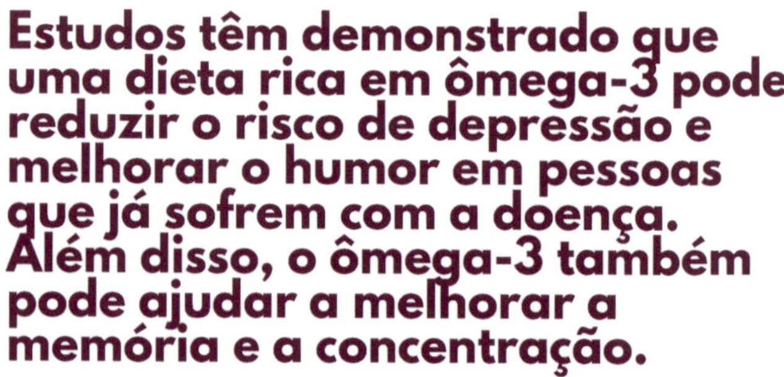

Alimentos ricos em vitaminas B

As vitaminas do complexo B são importantes para a saúde do cérebro e estão envolvidas na produção de neurotransmissores. Alguns alimentos ricos em vitaminas B incluem grãos integrais, vegetais de folhas verdes, legumes e carnes magras.

Estudos têm demonstrado que uma dieta rica em vitaminas B pode ajudar a reduzir o risco de depressão e melhorar o humor em pessoas que já sofrem com a doença. Além disso, as vitaminas B também podem ajudar a melhorar a memória e a concentração.

Alimentos ricos em antioxidantes

Os antioxidantes são nutrientes que ajudam a proteger as células cerebrais contra danos oxidativos e inflamação. Alguns alimentos ricos em antioxidantes incluem frutas e vegetais coloridos, como mirtilos, morangos, laranjas, uvas e brócolis.

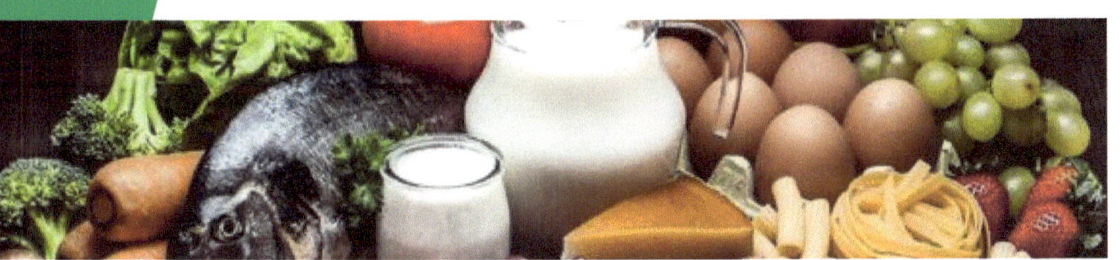

Estudos têm demonstrado que uma dieta rica em antioxidantes pode ajudar a reduzir o risco de depressão e melhorar o humor em pessoas que já sofrem com a doença. Além disso, os antioxidantes também podem ajudar a melhorar a memória e a concentração.

Em resumo, a alimentação pode desempenhar um papel fundamental na saúde mental. Uma dieta balanceada, rica em nutrientes benéficos para o cérebro, pode ajudar a melhorar o humor, reduzir o estresse e aumentar a capacidade de concentração. Alguns alimentos e nutrientes que podem ser particularmente úteis incluem ômega-3, triptofano, vitaminas do complexo B e antioxidantes. Incorporar esses alimentos em sua dieta pode ajudar a manter sua saúde mental em dia e melhorar sua qualidade de vida.

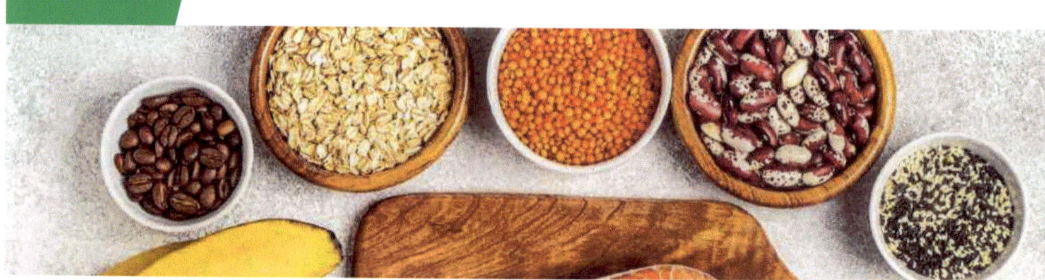

É importante ressaltar que a alimentação não é a única forma de cuidar da saúde mental e que, em alguns casos, pode ser necessária a ajuda de um profissional de saúde mental. No entanto, adotar uma dieta saudável e balanceada pode ser um passo importante na direção de uma vida mais equilibrada e feliz.

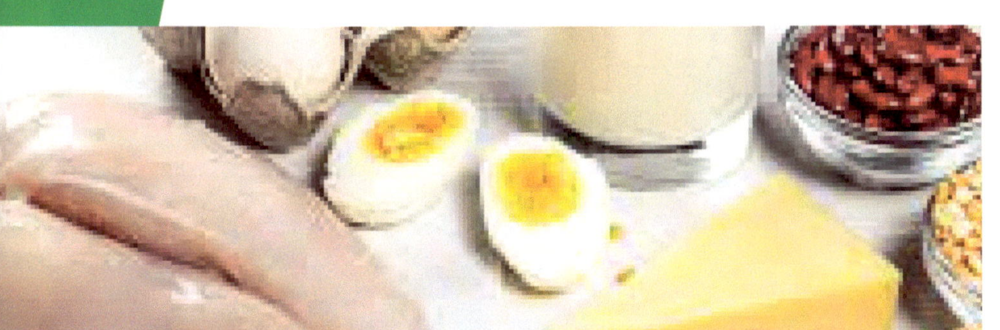

Capítulo 3
Alimentos que podem prejudicar a saúde mental

Vamos explorar alguns alimentos que podem prejudicar a saúde mental e o bem-estar emocional. É importante destacar que esses alimentos não são necessariamente prejudiciais para todos, mas podem afetar algumas pessoas de forma negativa.

Um exemplo de alimento que pode ter um impacto negativo na saúde mental é o açúcar refinado. O consumo excessivo de açúcar pode levar a flutuações nos níveis de açúcar no sangue, o que pode levar a mudanças de humor, irritabilidade e fadiga. Além disso, o açúcar pode interferir na absorção de vitaminas e minerais importantes para a saúde mental, como as vitaminas do complexo B e o magnésio.

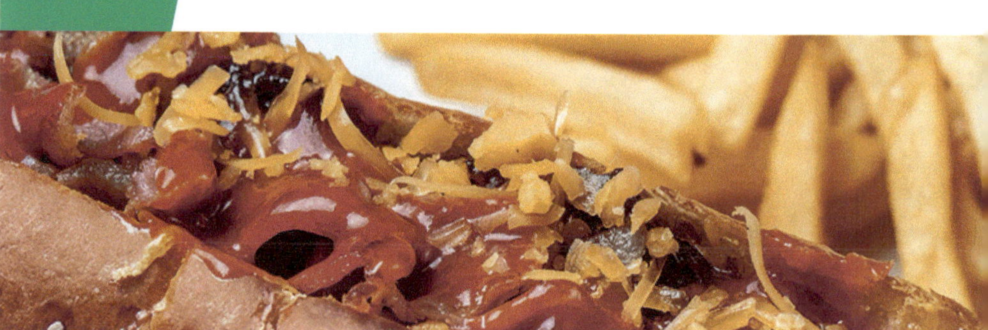

Outro alimento que pode afetar negativamente a saúde mental é a cafeína. Embora a cafeína possa aumentar temporariamente o estado de alerta e a concentração, o consumo excessivo pode levar a problemas como ansiedade, nervosismo e insônia. A cafeína também pode afetar a absorção de certos nutrientes, como o ferro, que é importante para a saúde mental.

O álcool é outro alimento que pode ter um impacto negativo na saúde mental. Embora possa proporcionar um efeito de relaxamento e euforia temporários, o consumo excessivo pode levar a mudanças de humor, depressão e ansiedade. O álcool também pode interferir na absorção de nutrientes importantes, como as vitaminas do complexo B, que são essenciais para a saúde mental.

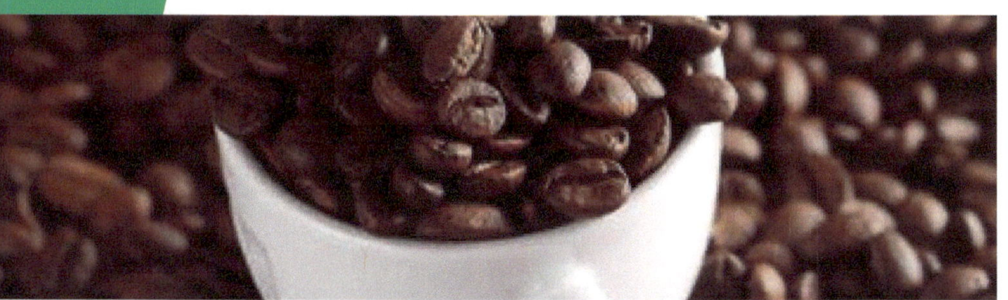

Por fim, é importante mencionar que alimentos processados e ricos em gorduras saturadas também podem afetar negativamente a saúde mental. Esses alimentos podem contribuir para a inflamação no corpo e no cérebro, o que pode levar a problemas como depressão, ansiedade e distúrbios do humor.

Em resumo, é importante evitar ou consumir com moderação alimentos que possam afetar negativamente a saúde mental. O açúcar refinado, a cafeína, o álcool e os alimentos processados ricos em gorduras saturadas são alguns exemplos de alimentos que devem ser evitados ou consumidos com moderação. A adoção de uma dieta saudável e balanceada pode ajudar a manter a saúde mental em dia e melhorar a qualidade de vida.

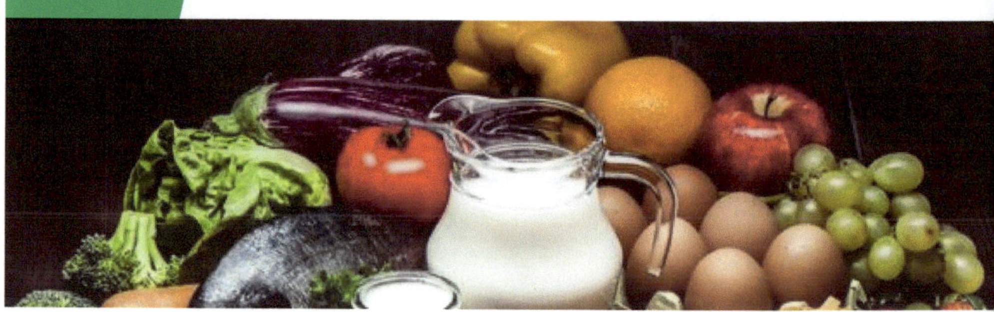

Capítulo 4
A Importância de uma dieta equilibrada

Para começar, é importante ter em mente que uma dieta equilibrada deve incluir alimentos de todos os grupos alimentares, como carboidratos, proteínas, gorduras, vitaminas e minerais. Cada grupo alimentar desempenha um papel importante na manutenção da saúde e do bem-estar, e é fundamental incluir uma variedade de alimentos em cada categoria.

Uma boa maneira de garantir que sua dieta esteja equilibrada é criar um plano alimentar que inclua três refeições principais (café da manhã, almoço e jantar) e dois lanches saudáveis. Ao planejar suas refeições, tente incluir uma variedade de alimentos de cada grupo alimentar. Por exemplo, um café da manhã equilibrado pode incluir ovos, torradas integrais, frutas e iogurte. Já um almoço equilibrado pode incluir uma porção de proteína magra, como frango ou peixe, com arroz integral, legumes e uma salada verde.

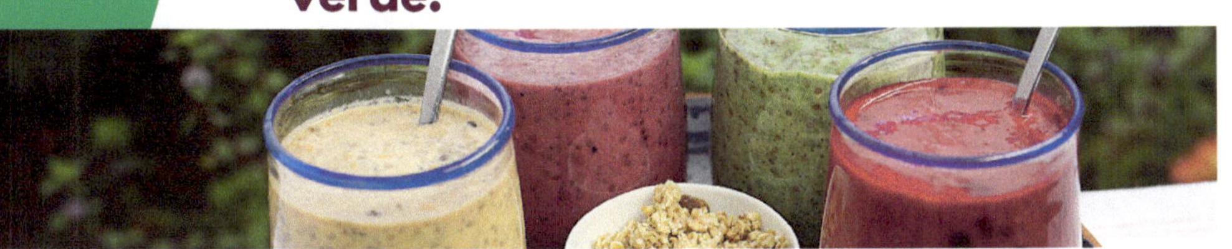

Ao escolher os alimentos para sua dieta, é importante dar preferência aos alimentos integrais e frescos, em vez de alimentos processados ou industrializados. Alimentos integrais são mais nutritivos e contêm mais vitaminas, minerais e fibras do que alimentos processados.

Outra dica importante é ler os rótulos dos alimentos com atenção. Procure alimentos que sejam ricos em nutrientes e baixos em açúcares adicionados, sódio e gorduras saturadas. Além disso, tente evitar alimentos que contenham aditivos químicos ou conservantes artificiais.

Por fim, é importante lembrar que cada pessoa tem necessidades nutricionais individuais. O ideal é procurar a orientação de um nutricionista para criar um plano alimentar personalizado que atenda às suas necessidades específicas.

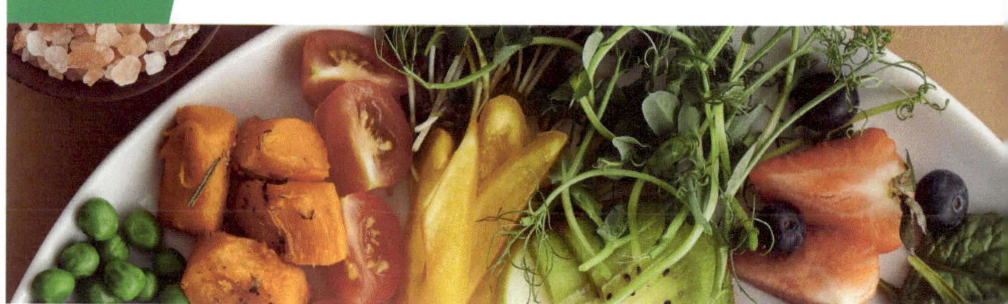

Em resumo, um plano alimentar equilibrado deve incluir uma variedade de alimentos de todos os grupos alimentares, dar preferência a alimentos integrais e frescos, evitar alimentos processados e ler os rótulos dos alimentos com atenção. É importante procurar a orientação de um nutricionista para criar um plano alimentar personalizado e atender às suas necessidades nutricionais individuais.

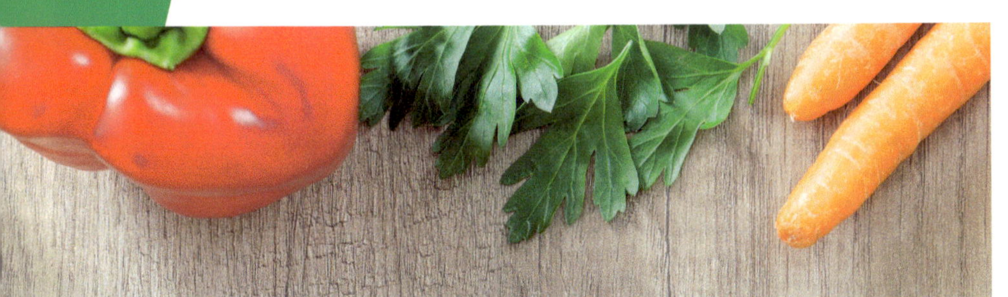

Capítulo 5
Os benefícios de uma alimentação saudável.

É amplamente conhecido que uma alimentação saudável traz muitos benefícios para o corpo, mas a sua influência positiva na saúde mental ainda é pouco divulgada e compreendida. Por isso, é importante ressaltar a relação entre alimentação e saúde mental.

Uma alimentação saudável pode ajudar a prevenir e tratar transtornos mentais como a depressão, ansiedade e estresse. A dieta mediterrânea, por exemplo, é uma das mais estudadas e tem sido associada à redução do risco de depressão. A dieta mediterrânea é caracterizada pelo alto consumo de frutas, legumes, cereais integrais, peixes, nozes e azeite de oliva, e pela redução no consumo de carne vermelha e alimentos industrializados.

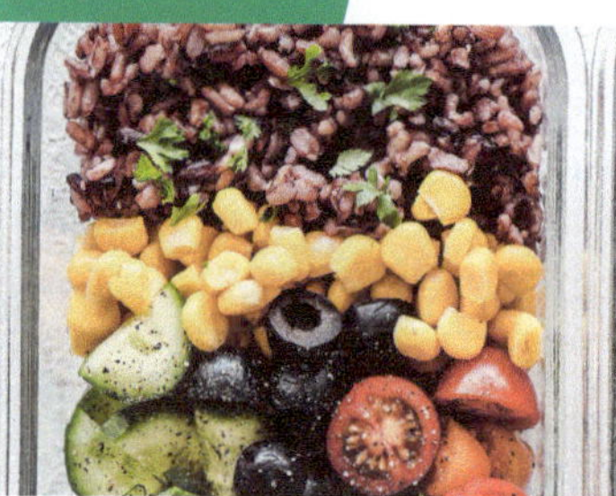
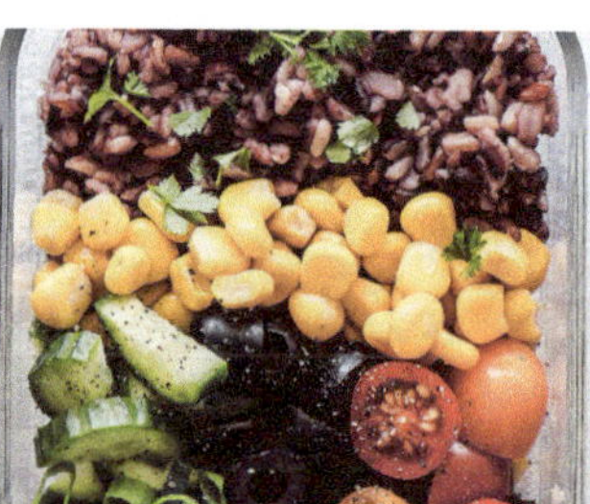
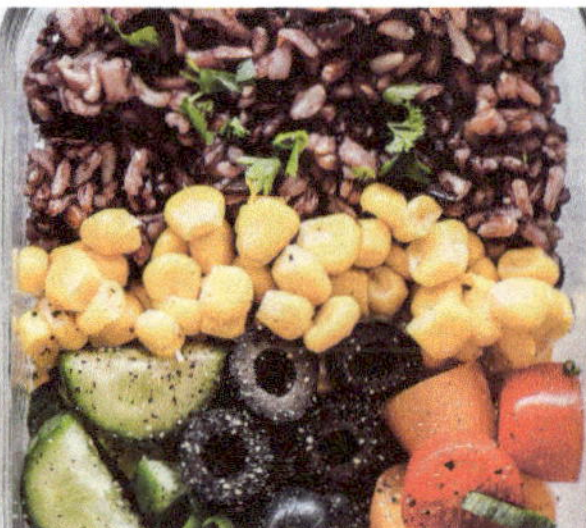

Outro alimento que tem sido muito estudado é o ômega-3, um tipo de gordura encontrada em peixes de água fria, como salmão, sardinha e atum. O ômega-3 tem sido associado à redução dos sintomas de depressão e ansiedade, além de ajudar a melhorar a função cognitiva.

Além disso, alimentos ricos em vitaminas do complexo B, como folato e vitamina B12, também são importantes para a saúde mental. A falta dessas vitaminas pode levar a problemas neurológicos e psiquiátricos, como depressão e demência.

Por fim, é importante destacar que a alimentação saudável pode melhorar a qualidade de vida como um todo, o que impacta diretamente na saúde mental. Uma alimentação balanceada, rica em nutrientes, ajuda a manter o corpo saudável, aumenta a disposição, melhora o sono e, consequentemente, reduz o estresse e a ansiedade.

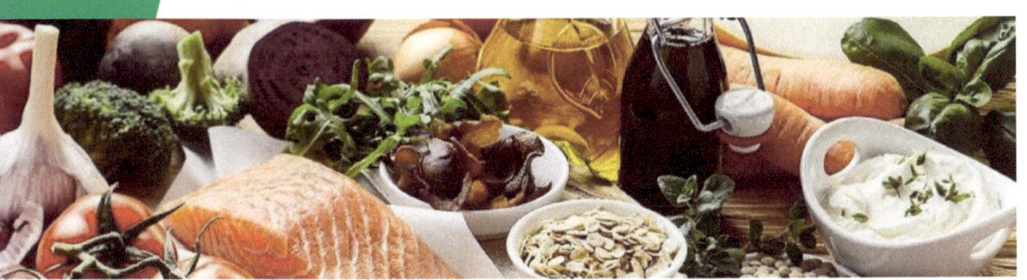

Além dos benefícios citados acima, uma alimentação saudável também pode ajudar na redução do risco de doenças cardiovasculares e diabetes, que são fatores de risco para a saúde mental. Estudos mostram que pessoas com diabetes e doenças cardiovasculares têm maior risco de desenvolver transtornos mentais, como depressão e ansiedade. Por isso, a adoção de uma alimentação saudável pode ser uma importante medida preventiva.

Por fim, é importante ressaltar que a alimentação saudável não é uma solução mágica para todos os problemas de saúde mental. Transtornos mentais são condições complexas e multifatoriais, e muitas vezes requerem tratamentos específicos, como terapia e medicamentos. No entanto, uma alimentação saudável pode ser um importante aliado na prevenção e tratamento desses transtornos, além de melhorar a qualidade de vida como um todo.

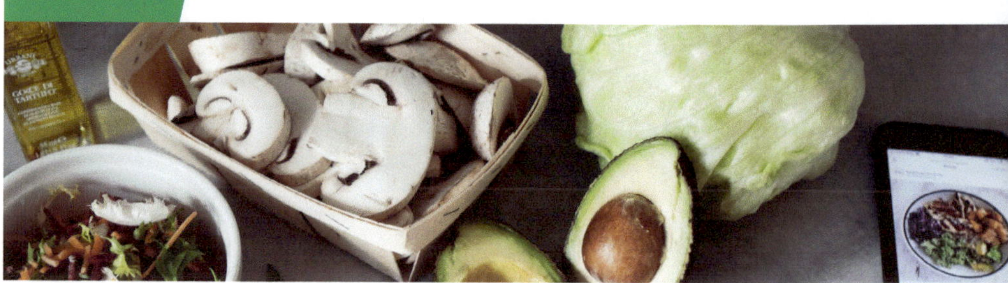

Capitulo 6
O Preparo de refeições saudáveis

Preparar refeições saudáveis e saborosas pode parecer difícil, mas com algumas dicas práticas é possível tornar essa tarefa mais fácil e prazerosa. Uma dica importante é escolher alimentos frescos e de qualidade, de preferência de produtores locais, que são mais frescos e saborosos. Além disso, é importante variar os ingredientes para garantir uma alimentação equilibrada, rica em nutrientes e sabores diferentes.

Uma outra dica é usar temperos naturais, como ervas, especiarias e limão, que podem dar um sabor especial aos pratos sem adicionar calorias ou sódio. Além disso, é possível substituir ingredientes menos saudáveis por opções mais nutritivas, como trocar o arroz branco pelo arroz integral ou substituir a carne vermelha por proteínas vegetais, como feijão, lentilha e grão-de-bico.

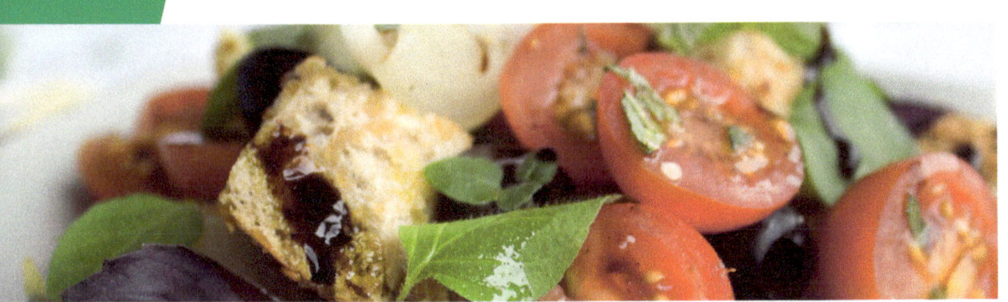

Para quem tem pouco tempo, uma boa opção é preparar refeições em grandes quantidades e congelar porções individuais para consumir ao longo da semana. Além disso, é possível investir em receitas rápidas e práticas, como saladas coloridas, omeletes com legumes, sanduíches naturais e wraps recheados com vegetais.

Outra dica importante é evitar frituras e alimentos industrializados, que são ricos em gorduras trans, sódio e conservantes, e podem prejudicar a saúde a longo prazo. Em vez disso, prefira métodos de cozimento mais saudáveis, como assados, grelhados, cozidos e refogados.

Por fim, para tornar a preparação das refeições ainda mais prazerosa e motivadora, é possível buscar inspiração em livros de receitas saudáveis, canais no YouTube e perfis de culinária nas redes sociais. Com um pouco de criatividade e dedicação, é possível preparar refeições saudáveis, saborosas e nutritivas, que vão contribuir para a saúde mental e física a longo prazo.

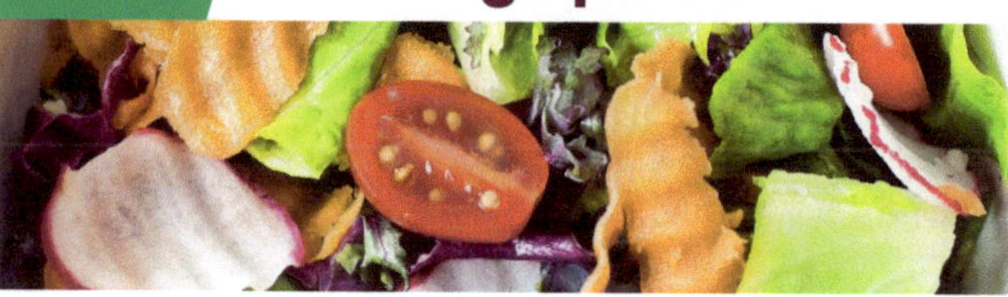
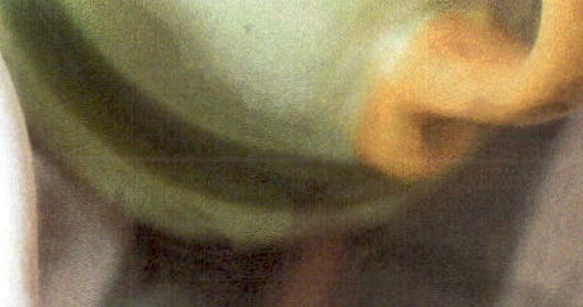

Capítulo 7
A importância da hidratação para a saúde mental

Uma vez que a água é essencial para o bom funcionamento do corpo e do cérebro. A falta de hidratação pode levar a sintomas como fadiga, falta de concentração e irritabilidade, afetando negativamente o bem-estar mental e emocional. Por isso, é importante garantir a ingestão adequada de água ao longo do dia.

Para ajudar na hidratação, é importante ter água sempre disponível e acessível, seja em garrafas ou copos, e fazer um esforço para beber regularmente. Algumas dicas práticas incluem: levar uma garrafa de água consigo onde quer que vá colocar lembretes em lugares estratégicos para lembrar de beber água, como no celular ou na mesa de trabalho, e fazer uso de aplicativos que ajudam a monitorar e lembrar da ingestão de água.

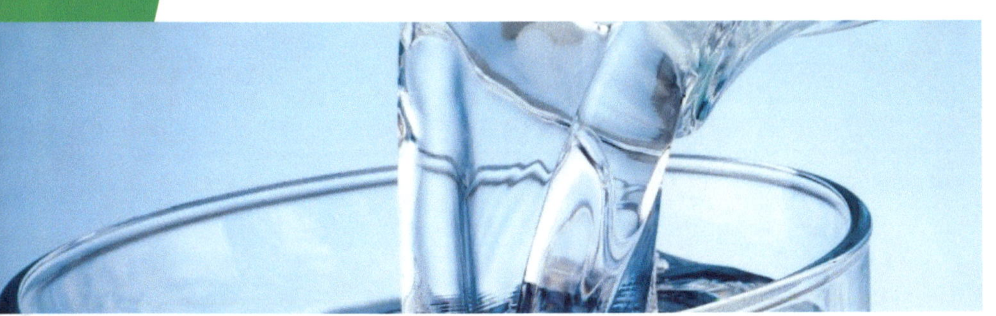

Além disso, é importante lembrar que a hidratação não precisa vir apenas da água pura. Outras bebidas como chás, sucos naturais e até mesmo água de coco podem contribuir para a hidratação do corpo. Porém, é importante lembrar que algumas bebidas como refrigerantes e bebidas alcoólicas devem ser consumidas com moderação, já que podem prejudicar a hidratação e afetar negativamente a saúde mental.

Por fim, é importante lembrar que a hidratação adequada deve ser combinada com uma alimentação equilibrada e saudável para promover a saúde mental e emocional. Dessa forma, é possível garantir que o corpo e o cérebro estejam funcionando de forma eficiente e em harmonia, contribuindo para um bem-estar geral.

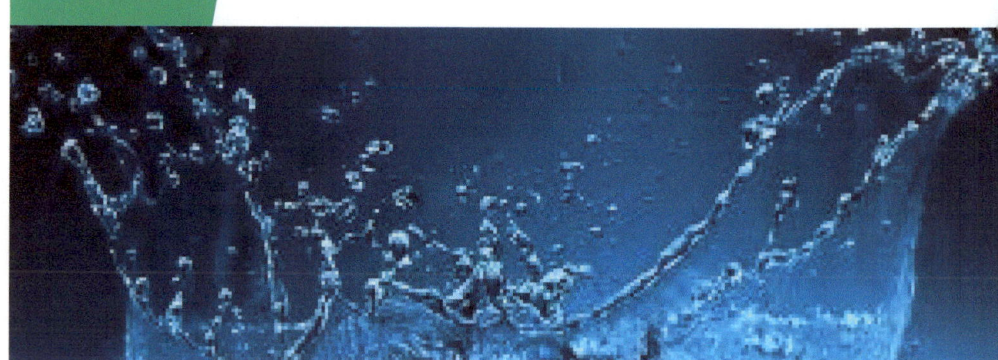

Com a correria do dia a dia, muitas vezes nos esquecemos de beber água regularmente, o que pode ter impactos negativos na nossa saúde mental e física. A desidratação pode causar fadiga, dores de cabeça, irritabilidade e dificuldade de concentração, o que pode prejudicar a nossa capacidade de lidar com o estresse e de realizar as tarefas diárias.

Além disso, a água tem um papel importante no funcionamento do nosso cérebro. Ela ajuda a manter o equilíbrio dos fluidos corporais, o que é essencial para a comunicação entre as células do cérebro e para a transmissão de sinais elétricos responsáveis pelo pensamento e pela memória.

Para manter a hidratação adequada ao longo do dia, é importante beber água regularmente e incluir alimentos ricos em água na dieta, como frutas, verduras e legumes. Algumas dicas para beber mais água incluem: ter uma garrafa de água sempre à mão, beber um copo de água antes de cada refeição, adicionar rodelas de limão ou outras frutas na água para dar sabor e evitar bebidas açucaradas. Com pequenos ajustes na rotina, é possível manter-se hidratado e contribuir para a saúde mental e física.

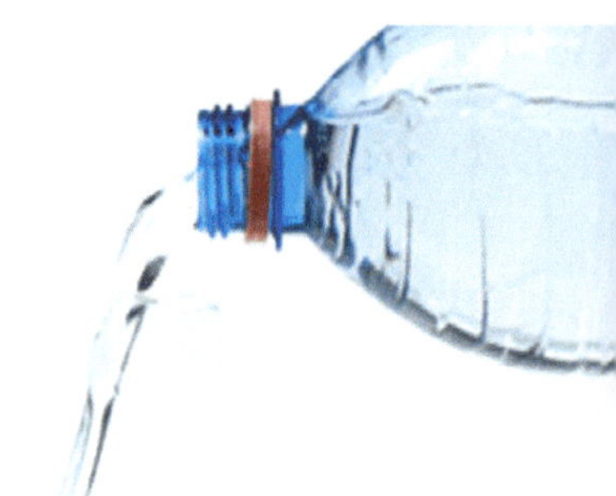

Capitulo 8
Manter a alimentação Saudável

Manter uma alimentação saudável pode ser um grande desafio em situações estressantes ou de ansiedade, já que é comum recorrermos a alimentos altamente calóricos e pobres em nutrientes para nos sentirmos melhor. No entanto, é importante lembrar que esses alimentos podem causar mais estresse e prejudicar ainda mais a saúde mental.

Uma das dicas para manter uma alimentação saudável em situações de estresse é ter sempre alimentos saudáveis e práticos em casa ou no local de trabalho. Frutas, castanhas, iogurtes naturais, barras de cereais e legumes cortados são opções fáceis e rápidas de serem consumidas e que oferecem nutrientes importantes para a saúde mental.

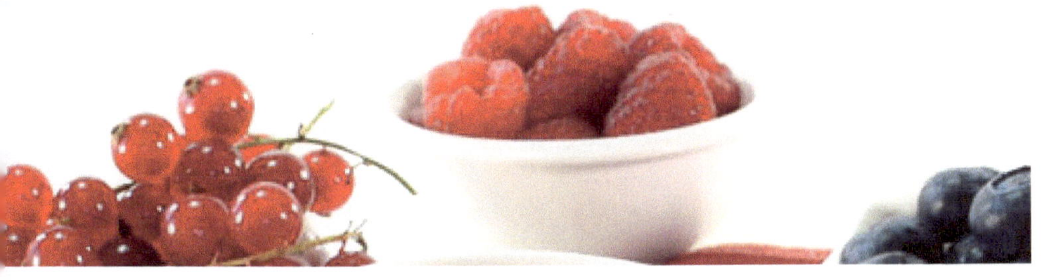

Outra dica é tentar identificar os gatilhos que levam a comer de forma emocional. Por exemplo, se você sabe que fica ansioso durante uma reunião de trabalho, tente levar um lanche saudável para consumir durante o evento, em vez de recorrer a lanches rápidos e pouco saudáveis depois.

Além disso, é importante manter uma rotina alimentar regular e fazer refeições balanceadas ao longo do dia. Não pule refeições ou fique muito tempo sem comer, pois isso pode desencadear mais estresse e ansiedade.

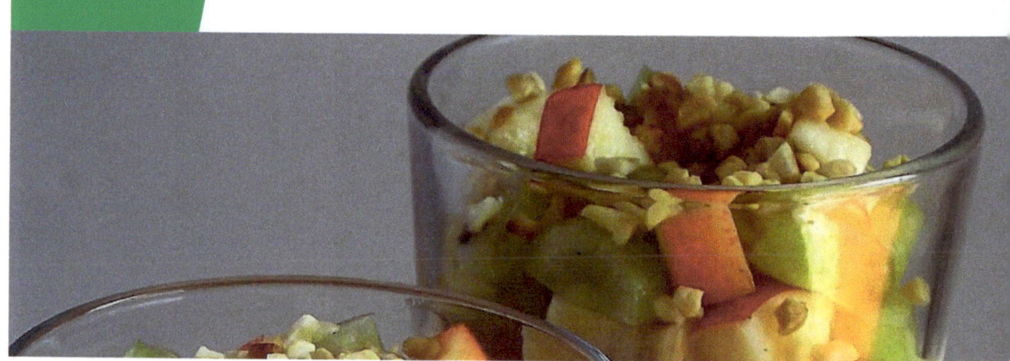

O planejamento das refeições também é importante. Procure montar um cardápio semanal que inclua alimentos saudáveis e que seja adequado às suas necessidades nutricionais. Dessa forma, você evita a tentação de recorrer a alimentos pouco saudáveis por falta de opção.

Por fim, tente encontrar formas alternativas de lidar com o estresse e a ansiedade, como a prática de exercícios físicos, meditação, yoga ou hobbies que te façam se sentir bem. Quando estamos bem emocionalmente, é mais fácil manter uma alimentação saudável e equilibrada.

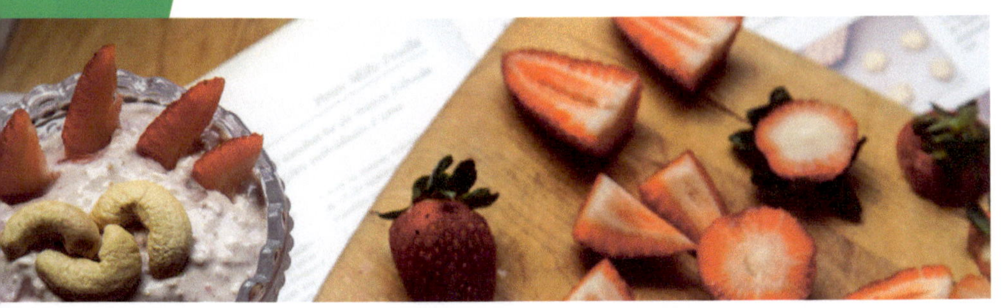

O capítulo 9
Alimentação saudável e a atividade física

aborda a relação entre uma alimentação saudável e a prática regular de atividades físicas, e como essa combinação pode trazer diversos benefícios para a saúde mental. É importante ressaltar que ambos os hábitos são essenciais para um estilo de vida saudável e equilibrado.

A atividade física pode ajudar a reduzir o estresse e a ansiedade, melhorar o humor e aumentar a autoestima. Isso ocorre porque durante o exercício, o corpo libera endorfina, um neurotransmissor responsável pela sensação de prazer e bem-estar. Além disso, a prática regular de atividades físicas pode melhorar a qualidade do sono e reduzir o risco de desenvolvimento de transtornos mentais, como a depressão.

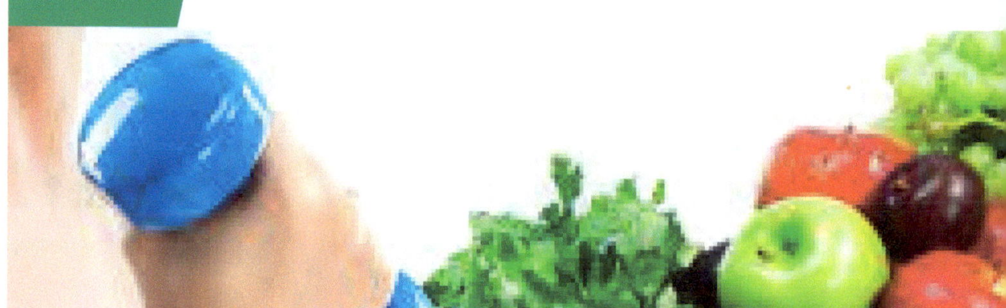

Por sua vez, a alimentação saudável pode fornecer os nutrientes necessários para manter o corpo saudável e fortalecer o sistema imunológico, o que é fundamental para o equilíbrio emocional e mental. Ao consumir alimentos ricos em vitaminas e minerais, como frutas, verduras, legumes e grãos integrais, o organismo consegue produzir neurotransmissores importantes para a saúde mental, como a serotonina e a dopamina.

Além disso, a alimentação adequada é essencial para fornecer energia para a prática de atividades físicas, e para ajudar no processo de recuperação após o exercício. Por isso, é importante incluir na dieta alimentos ricos em carboidratos, como pães, massas e arroz integrais, que fornecem energia de forma saudável.

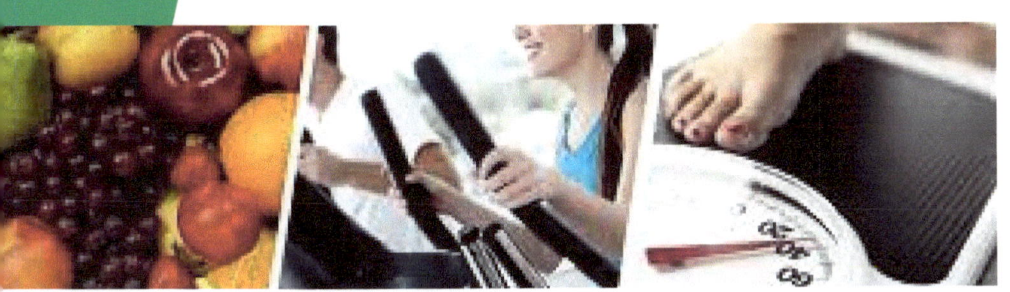

Por fim, é fundamental ressaltar que a combinação de uma alimentação saudável e a prática regular de atividades físicas pode trazer benefícios significativos para a saúde mental, melhorando o humor, a qualidade do sono, a autoestima e reduzindo o estresse e a ansiedade. Portanto, é importante adotar esses hábitos como um estilo de vida saudável e equilibrado, sempre buscando orientação profissional para adequar a alimentação e a atividade física às necessidades individuais.

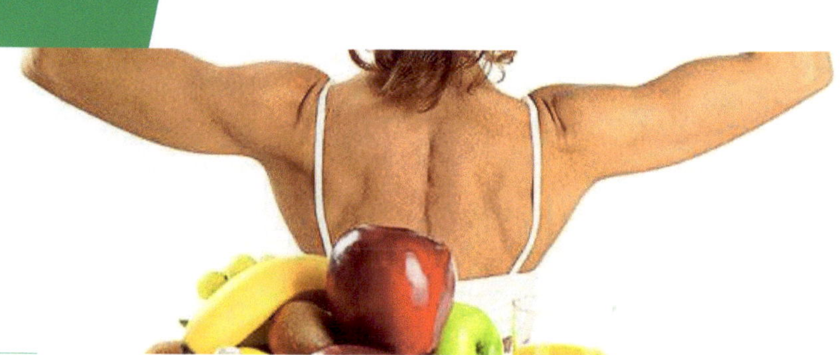

O Capítulo 10
Alimentação ao longo da vida

Aborda a importância da alimentação saudável em diferentes fases da vida. Durante as diferentes fases da vida, as necessidades nutricionais podem variar, e é importante que a alimentação seja adequada para atender às demandas do corpo em cada fase.

Durante a infância e adolescência, é fundamental garantir uma dieta rica em nutrientes para suportar o crescimento e desenvolvimento do corpo. O cálcio, por exemplo, é um nutriente essencial para a formação dos ossos e dentes, e pode ser encontrado em alimentos como leite, queijo, iogurte e folhas verdes escuras. Já o ferro é importante para prevenir a anemia, que pode afetar o rendimento escolar. Alimentos ricos em ferro incluem carne vermelha, frango, peixe, feijões e lentilhas.

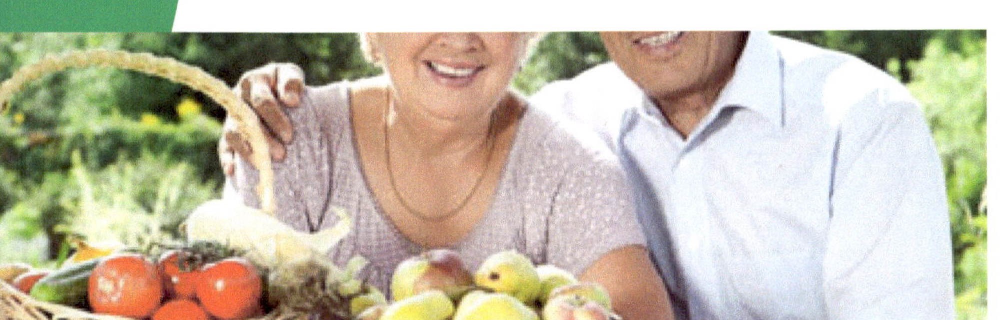

Na idade adulta, a alimentação saudável pode ajudar a prevenir doenças crônicas, como doenças cardíacas, hipertensão e diabetes. É importante manter uma dieta equilibrada, com uma variedade de frutas, verduras, grãos integrais, proteínas magras e gorduras saudáveis. Alimentos ricos em ômega-3, como salmão, atum, nozes e sementes, podem ajudar a reduzir o risco de doenças cardíacas e melhorar a saúde mental.

Na terceira idade, a alimentação saudável pode ajudar a prevenir a perda de massa muscular e óssea, além de reduzir o risco de doenças crônicas. É importante garantir uma ingestão adequada de cálcio, vitamina D e proteínas para manter a saúde óssea e muscular. Alimentos como leite, queijo, iogurte, ovos e carne magra podem ajudar a atender a essas necessidades.

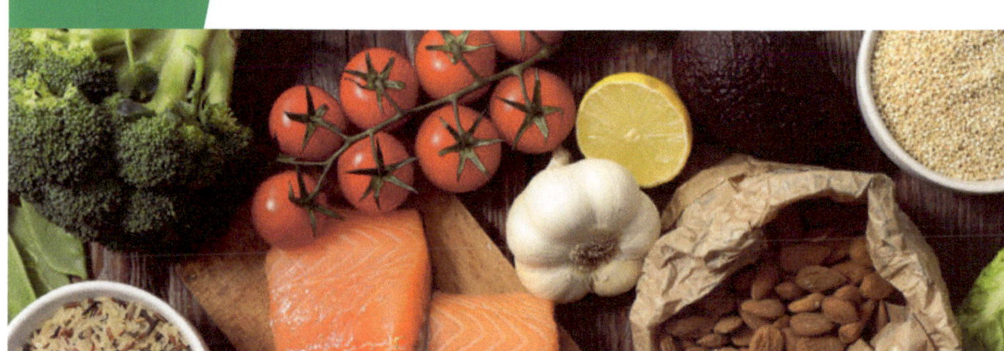

Além disso, em cada fase da vida, é importante adaptar a alimentação às necessidades e preferências individuais. Algumas pessoas podem ter restrições alimentares, como intolerâncias ou alergias, e devem encontrar alternativas adequadas para atender às suas necessidades. A variedade na alimentação também pode ajudar a garantir uma ingestão adequada de nutrientes.

Portanto, a alimentação saudável é importante em todas as fases da vida, e adaptar a dieta para atender às necessidades individuais pode ajudar a manter a saúde mental e física ao longo dos anos.

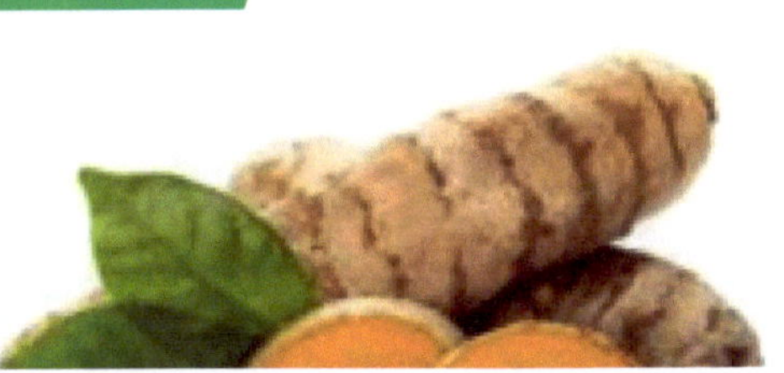

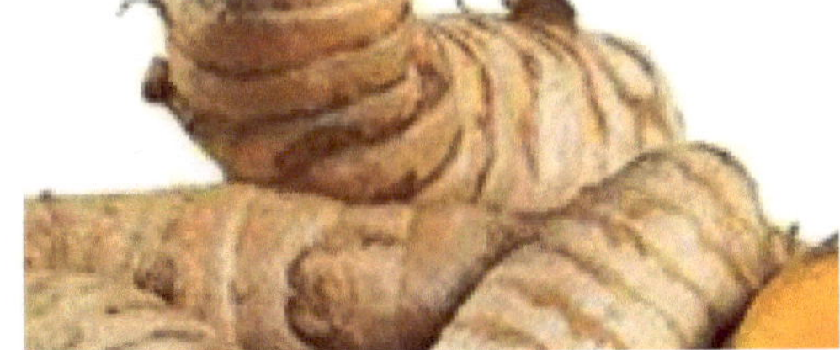

Conclusão

Podemos destacar que a alimentação saudável é uma parte fundamental do cuidado com a saúde mental. Ao longo do guia, foram apresentados diversos pontos que comprovam essa afirmação, tais como a relação entre a alimentação e a produção de neurotransmissores que influenciam o humor, a importância de nutrientes específicos para a saúde mental, os alimentos que devem ser evitados e os que devem ser incluídos na dieta, a importância da hidratação, entre outros.

Foi enfatizado que uma dieta equilibrada pode prevenir e auxiliar no tratamento de transtornos mentais como ansiedade e depressão, além de proporcionar mais energia e disposição para lidar com o estresse do dia a dia. Além disso, foi apresentado como preparar refeições saudáveis e saborosas de forma prática, mesmo em situações de estresse, e como adaptar a alimentação para diferentes fases da vida.

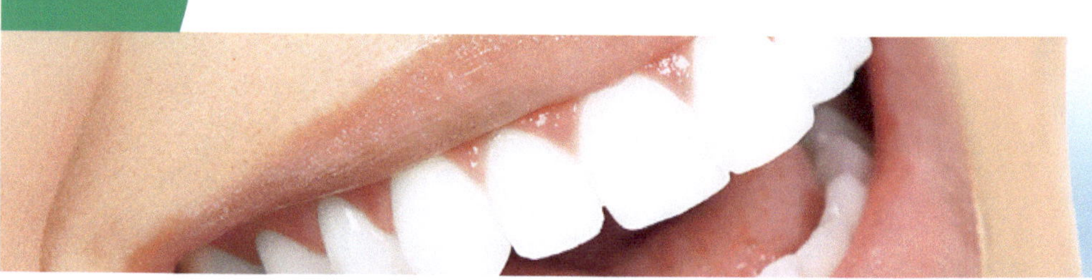

Em suma, manter uma alimentação saudável é um cuidado importante para a saúde mental e deve ser considerado como uma parte essencial do nosso estilo de vida. Fazer escolhas alimentares saudáveis, hidratar-se adequadamente e praticar atividades físicas regularmente são hábitos que podem contribuir para uma vida mais saudável e equilibrada, tanto para o corpo quanto para a mente.

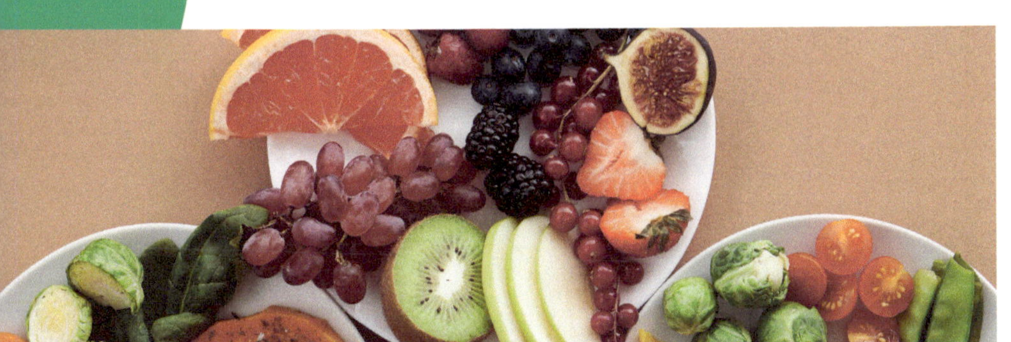

Bônus #1

A seguir, deixo algumas sugestões de receitas saudáveis e fáceis de preparar que podem beneficiar a saúde mental:
1. Salada de Quinoa com Frango: a quinoa é uma excelente fonte de proteínas e fibras, enquanto o frango é rico em triptofano, um aminoácido que ajuda na produção de serotonina, um neurotransmissor que ajuda a melhorar o humor.
2. Salmão Grelhado com Legumes Assados: o salmão é uma ótima fonte de ômega-3, que é conhecido por reduzir a inflamação e melhorar a saúde cerebral. Os legumes assados, como abobrinha, berinjela e cenoura, são ricos em vitaminas e minerais importantes para o bem-estar mental.

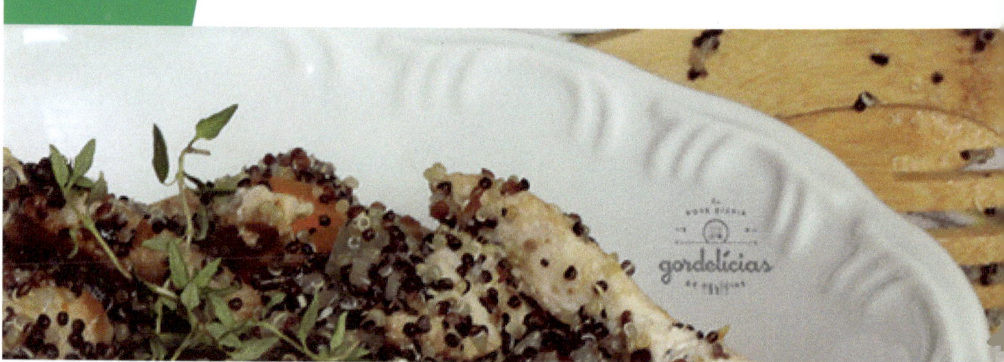

3. Smoothie de Banana com Espinafre: esta receita é fácil de fazer e é uma ótima maneira de obter uma dose diária de vitaminas e minerais. A banana é rica em potássio, que ajuda a reduzir a pressão arterial e a aumentar a produção de serotonina, enquanto o espinafre é rico em ferro e outros nutrientes importantes.

4. Wrap de Frango com Abacate: o frango é uma ótima fonte de proteína, enquanto o abacate é rico em gorduras saudáveis, que são importantes para a saúde cerebral. Use folhas de alface para envolver o frango e o abacate, criando um lanche saudável e delicioso.

5. Omelete com Legumes: os ovos são uma ótima fonte de proteína e são ricos em nutrientes importantes para a saúde cerebral, como colina e vitamina B12. Adicione legumes como tomate, cebola e espinafre para obter uma dose extra de vitaminas e minerais.

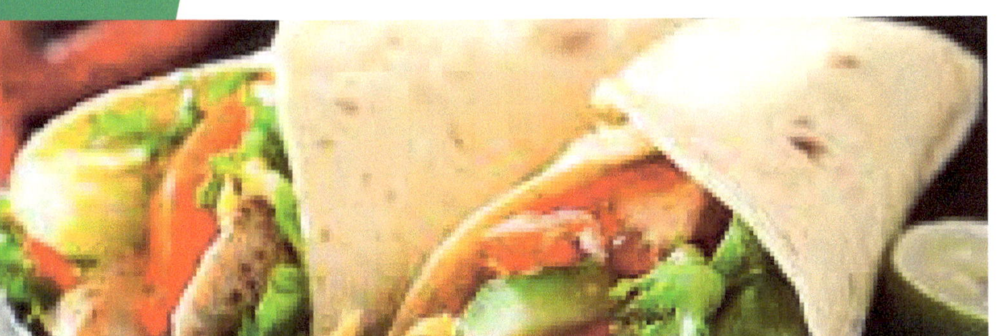

6. Bolinho de Grão de Bico: esta receita é uma ótima maneira de obter uma dose extra de proteína e fibras. Os grãos de bico são ricos em triptofano e outros nutrientes importantes para a saúde mental. Adicione legumes como cenoura e cebola para obter ainda mais nutrientes.

7. Frutas com Iogurte: esta é uma ótima opção de sobremesa saudável e rápida. Escolha frutas ricas em antioxidantes, como mirtilos, morangos e framboesas, e adicione iogurte natural para obter uma dose extra de proteína.

8. Guacamole com Chips de Vegetais: o abacate é rico em gorduras saudáveis, que são importantes para a saúde cerebral. Faça um guacamole com abacate, tomate, cebola e limão e sirva com chips de vegetais, como cenoura e pepino.

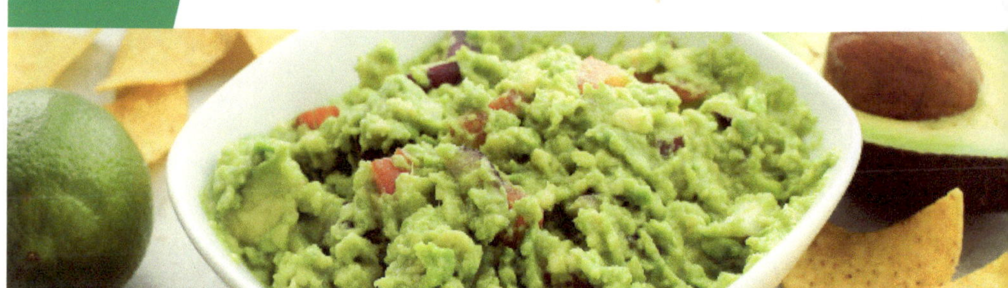

9. **Sopa de Legumes com Frango:** esta é uma ótima opção de refeição saudável e reconfortante. Use legumes como cenoura, abobrinha e couve-flor, juntamente com frango desfiado, para obter uma dose extra de proteína.

10. **Barrinhas de Cereal Caseiras:** faça suas próprias barrinhas de cereal usando aveia, nozes e frutas secas. Adicione mel

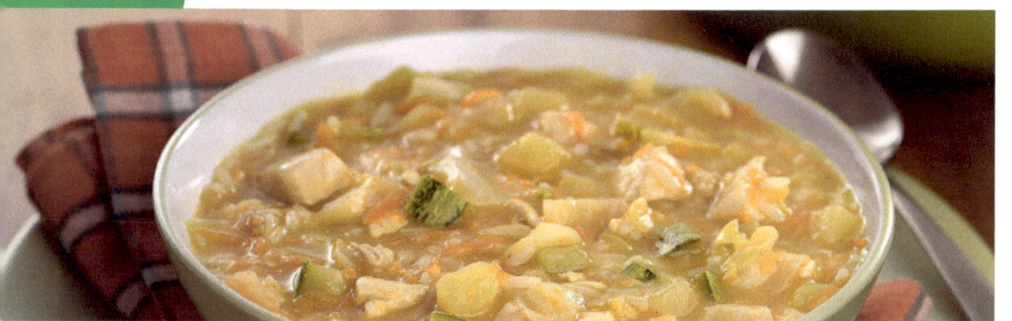

Bônus #2

A prática regular de exercícios físicos é fundamental para uma vida saudável, não só para manter um corpo saudável, mas também para melhorar a saúde mental. Aqui estão os dez melhores exercícios para ajudar a combater o estresse e melhorar a saúde mental:

1. Caminhada: A caminhada é um exercício simples e acessível a todas as idades, e pode ser feita em qualquer lugar. Além de ajudar a melhorar o condicionamento físico, a caminhada também ajuda a reduzir o estresse e a ansiedade.

2. Corrida: A corrida é um excelente exercício aeróbico que ajuda a melhorar a capacidade cardiorrespiratória, além de liberar endorfinas que ajudam a melhorar o humor e reduzir o estresse.

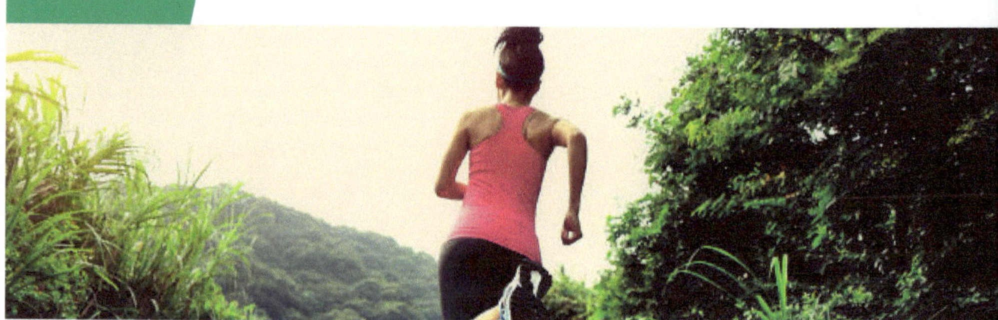

3. **Yoga:** A yoga combina exercícios físicos com técnicas de meditação e respiração, o que ajuda a reduzir o estresse e a ansiedade. Além disso, a yoga também ajuda a melhorar a flexibilidade e o equilíbrio.

4. **Pilates:** O pilates é um exercício de baixo impacto que ajuda a melhorar a postura, a flexibilidade e o equilíbrio, além de ajudar a reduzir o estresse.

5. **Natação:** A natação é um exercício de baixo impacto que ajuda a melhorar a capacidade cardiorrespiratória, além de ajudar a relaxar e reduzir o estresse.

6. **Dança:** A dança é um exercício divertido que ajuda a melhorar o condicionamento físico e a coordenação motora, além de ajudar a reduzir o estresse e a ansiedade.

7. **Musculação:** A musculação ajuda a fortalecer os músculos, além de ajudar a melhorar a postura e a saúde óssea. Além disso, a musculação também ajuda a reduzir o estresse e a ansiedade.

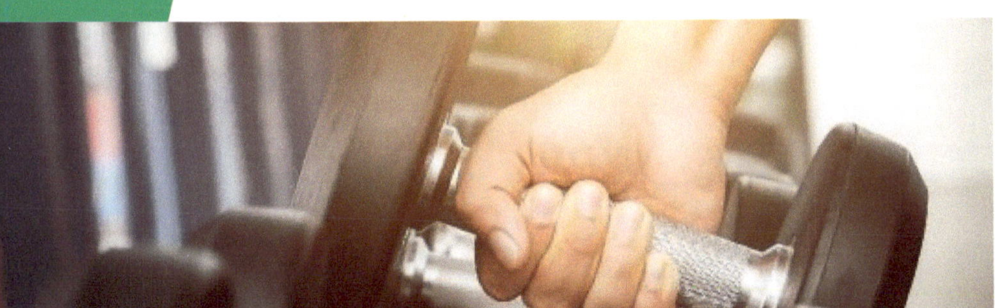

8. Boxe: O boxe é um exercício de alto impacto que ajuda a melhorar a resistência cardiovascular, além de ajudar a liberar a tensão e o estresse acumulado.

9. Ciclismo: O ciclismo é um excelente exercício para melhorar a capacidade cardiorrespiratória e ajudar a reduzir o estresse e a ansiedade.

10. Escalada: A escalada é um exercício desafiador que ajuda a melhorar a força e a flexibilidade, além de ajudar a reduzir o estresse e a ansiedade.

Lembre-se sempre de consultar um profissional de educação física antes de iniciar qualquer programa de exercícios físicos, especialmente se você tiver alguma condição de saúde pré-existente.

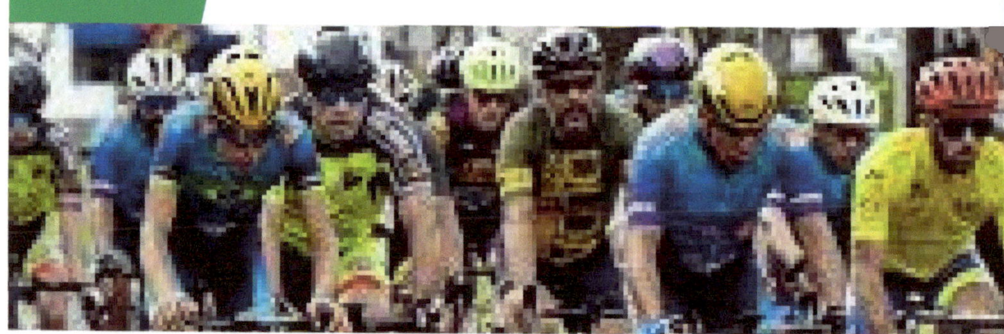